Tuesday

1st January, 2019

I0466147

6 am	
7	
8	
9	
10	
11	
12 pm	
1	
2	
3	
4	
5	
6	
7	
8	

THOUGHTS

BETTER THOUGHTS

CRACK ON

Wednesday

2nd January, 2019

6 am	
7	
8	
9	
10	
11	
12 pm	
1	
2	
3	
4	
5	
6	
7	
8	

THOUGHTS

BETTER THOUGHTS

CRACK ON

Thursday

3rd January, 2019

6 am	
7	
8	
9	
10	
11	
12 pm	
1	
2	
3	
4	
5	
6	
7	
8	

THOUGHTS

BETTER THOUGHTS

CRACK ON

Friday

4th January, 2019

6 am	
7	
8	
9	
10	
11	
12 pm	
1	
2	
3	
4	
5	
6	
7	
8	

THOUGHTS

BETTER THOUGHTS

CRACK ON

Saturday

5th January, 2019

6 am	
7	
8	
9	
10	
11	
12 pm	
1	
2	
3	
4	
5	
6	
7	
8	

THOUGHTS

BETTER THOUGHTS

CRACK ON

Sunday

6th January, 2019

6 am	
7	
8	
9	
10	
11	
12 pm	
1	
2	
3	
4	
5	
6	
7	
8	

THOUGHTS

BETTER THOUGHTS

CRACK ON

Monday

7th January, 2019

6 am	
7	
8	
9	
10	
11	
12 pm	
1	
2	
3	
4	
5	
6	
7	
8	

THOUGHTS

BETTER THOUGHTS

CRACK ON

Tuesday

8th January, 2019

6 am	
7	
8	
9	
10	
11	
12 pm	
1	
2	
3	
4	
5	
6	
7	
8	

THOUGHTS

BETTER THOUGHTS

CRACK ON

Wednesday

9th January, 2019

6 am	
7	
8	
9	
10	
11	
12 pm	
1	
2	
3	
4	
5	
6	
7	
8	

THOUGHTS

BETTER THOUGHTS

CRACK ON

Thursday

10th January, 2019

6 am	
7	
8	
9	
10	
11	
12 pm	
1	
2	
3	
4	
5	
6	
7	
8	

THOUGHTS

BETTER THOUGHTS

CRACK ON

Friday

11th January, 2019

6 am	
7	
8	
9	
10	
11	
12 pm	
1	
2	
3	
4	
5	
6	
7	
8	

CRACK ON

THOUGHTS

BETTER THOUGHTS

Saturday

12th January, 2019

6 am	
7	
8	
9	
10	
11	
12 pm	
1	
2	
3	
4	
5	
6	
7	
8	

THOUGHTS

BETTER THOUGHTS

CRACK ON

Sunday

13th January, 2019

6 am	
7	
8	
9	
10	
11	
12 pm	
1	
2	
3	
4	
5	
6	
7	
8	

THOUGHTS

BETTER THOUGHTS

CRACK ON

Monday

14th January, 2019

6 am	
7	
8	
9	
10	
11	
12 pm	
1	
2	
3	
4	
5	
6	
7	
8	

THOUGHTS

BETTER THOUGHTS

CRACK ON

Tuesday

15th January, 2019

6 am	
7	
8	
9	
10	
11	
12 pm	
1	
2	
3	
4	
5	
6	
7	
8	

THOUGHTS

BETTER THOUGHTS

CRACK ON

Wednesday

16th January, 2019

6 am	
7	
8	
9	
10	
11	
12 pm	
1	
2	
3	
4	
5	
6	
7	
8	

THOUGHTS

BETTER THOUGHTS

CRACK ON

Thursday

17th January, 2019

6 am	
7	
8	
9	
10	
11	
12 pm	
1	
2	
3	
4	
5	
6	
7	
8	

THOUGHTS

BETTER THOUGHTS

CRACK ON

Friday

18th January, 2019

6 am	
7	
8	
9	
10	
11	
12 pm	
1	
2	
3	
4	
5	
6	
7	
8	

THOUGHTS

BETTER THOUGHTS

CRACK ON

Saturday

19th January, 2019

6 am	
7	
8	
9	
10	
11	
12 pm	
1	
2	
3	
4	
5	
6	
7	
8	

THOUGHTS

BETTER THOUGHTS

CRACK ON

Sunday

20th January, 2019

6 am	
7	
8	
9	
10	
11	
12 pm	
1	
2	
3	
4	
5	
6	
7	
8	

THOUGHTS

BETTER THOUGHTS

CRACK ON

Monday

21st January, 2019

6 am	
7	
8	
9	
10	
11	
12 pm	
1	
2	
3	
4	
5	
6	
7	
8	

THOUGHTS

BETTER THOUGHTS

CRACK ON

Tuesday

22nd January, 2019

6 am	
7	
8	
9	
10	
11	
12 pm	
1	
2	
3	
4	
5	
6	
7	
8	

THOUGHTS

BETTER THOUGHTS

CRACK ON

Wednesday

23rd January, 2019

6 am	
7	
8	
9	
10	
11	
12 pm	
1	
2	
3	
4	
5	
6	
7	
8	

THOUGHTS

BETTER THOUGHTS

CRACK ON

Thursday

24th January, 2019

6 am	
7	
8	
9	
10	
11	
12 pm	
1	
2	
3	
4	
5	
6	
7	
8	

THOUGHTS

BETTER THOUGHTS

CRACK ON

Friday

25th January, 2019

6 am	
7	
8	
9	
10	
11	
12 pm	
1	
2	
3	
4	
5	
6	
7	
8	

THOUGHTS

BETTER THOUGHTS

CRACK ON

Saturday

26th January, 2019

6 am	
7	
8	
9	
10	
11	
12 pm	
1	
2	
3	
4	
5	
6	
7	
8	

THOUGHTS

BETTER THOUGHTS

CRACK ON

Sunday

27th January, 2019

6 am	
7	
8	
9	
10	
11	
12 pm	
1	
2	
3	
4	
5	
6	
7	
8	

THOUGHTS

BETTER THOUGHTS

CRACK ON

Monday

28th January, 2019

6 am	
7	
8	
9	
10	
11	
12 pm	
1	
2	
3	
4	
5	
6	
7	
8	

THOUGHTS

BETTER THOUGHTS

CRACK ON

Tuesday

29th January, 2019

6 am	
7	
8	
9	
10	
11	
12 pm	
1	
2	
3	
4	
5	
6	
7	
8	

THOUGHTS

BETTER THOUGHTS

CRACK ON

Wednesday

30th January, 2019

6 am	
7	
8	
9	
10	
11	
12 pm	
1	
2	
3	
4	
5	
6	
7	
8	

THOUGHTS

BETTER THOUGHTS

CRACK ON

Thursday

31st January, 2019

6 am	
7	
8	
9	
10	
11	
12 pm	
1	
2	
3	
4	
5	
6	
7	
8	

THOUGHTS

BETTER THOUGHTS

CRACK ON

Friday

1st February, 2019

6 am	
7	
8	
9	
10	
11	
12 pm	
1	
2	
3	
4	
5	
6	
7	
8	

THOUGHTS

BETTER THOUGHTS

CRACK ON

Saturday

2nd February, 2019

6 am	
7	
8	
9	
10	
11	
12 pm	
1	
2	
3	
4	
5	
6	
7	
8	

THOUGHTS

BETTER THOUGHTS

CRACK ON

Sunday

3rd February, 2019

6 am	
7	
8	
9	
10	
11	
12 pm	
1	
2	
3	
4	
5	
6	
7	
8	

THOUGHTS

BETTER THOUGHTS

CRACK ON

Monday

4th February, 2019

6 am	
7	
8	
9	
10	
11	
12 pm	
1	
2	
3	
4	
5	
6	
7	
8	

THOUGHTS

BETTER THOUGHTS

CRACK ON

Tuesday

5th February, 2019

6 am	
7	
8	
9	
10	
11	
12 pm	
1	
2	
3	
4	
5	
6	
7	
8	

THOUGHTS

BETTER THOUGHTS

CRACK ON

Wednesday

6th February, 2019

6 am	
7	
8	
9	
10	
11	
12 pm	
1	
2	
3	
4	
5	
6	
7	
8	

THOUGHTS

BETTER THOUGHTS

CRACK ON

Thursday

7th February, 2019

6 am	
7	
8	
9	
10	
11	
12 pm	
1	
2	
3	
4	
5	
6	
7	
8	

THOUGHTS

BETTER THOUGHTS

CRACK ON

Friday

8th February, 2019

6 am	
7	
8	
9	
10	
11	
12 pm	
1	
2	
3	
4	
5	
6	
7	
8	

THOUGHTS

BETTER THOUGHTS

CRACK ON

Saturday

9th February, 2019

6 am	
7	
8	
9	
10	
11	
12 pm	
1	
2	
3	
4	
5	
6	
7	
8	

THOUGHTS

BETTER THOUGHTS

CRACK ON

Sunday

10th February, 2019

6 am	
7	
8	
9	
10	
11	
12 pm	
1	
2	
3	
4	
5	
6	
7	
8	

THOUGHTS

BETTER THOUGHTS

CRACK ON

Monday

11th February, 2019

6 am	
7	
8	
9	
10	
11	
12 pm	
1	
2	
3	
4	
5	
6	
7	
8	

THOUGHTS

BETTER THOUGHTS

CRACK ON

Tuesday

12th February, 2019

6 am	
7	
8	
9	
10	
11	
12 pm	
1	
2	
3	
4	
5	
6	
7	
8	

THOUGHTS

BETTER THOUGHTS

CRACK ON

Wednesday

13th February, 2019

6 am	
7	
8	
9	
10	
11	
12 pm	
1	
2	
3	
4	
5	
6	
7	
8	

THOUGHTS

BETTER THOUGHTS

CRACK ON

Thursday

14th February, 2019

6 am	
7	
8	
9	
10	
11	
12 pm	
1	
2	
3	
4	
5	
6	
7	
8	

THOUGHTS

BETTER THOUGHTS

CRACK ON

Friday

15th February, 2019

6 am	
7	
8	
9	
10	
11	
12 pm	
1	
2	
3	
4	
5	
6	
7	
8	

THOUGHTS

BETTER THOUGHTS

CRACK ON

Saturday

16th February, 2019

6 am	
7	
8	
9	
10	
11	
12 pm	
1	
2	
3	
4	
5	
6	
7	
8	

THOUGHTS

BETTER THOUGHTS

CRACK ON

Sunday

17th February, 2019

6 am	
7	
8	
9	
10	
11	
12 pm	
1	
2	
3	
4	
5	
6	
7	
8	

THOUGHTS

BETTER THOUGHTS

CRACK ON

Monday

18th February, 2019

6 am	
7	
8	
9	
10	
11	
12 pm	
1	
2	
3	
4	
5	
6	
7	
8	

THOUGHTS

BETTER THOUGHTS

CRACK ON

Tuesday

19th February, 2019

6 am	
7	
8	
9	
10	
11	
12 pm	
1	
2	
3	
4	
5	
6	
7	
8	

THOUGHTS

BETTER THOUGHTS

CRACK ON

Wednesday

20th February, 2019

6 am	
7	
8	
9	
10	
11	
12 pm	
1	
2	
3	
4	
5	
6	
7	
8	

THOUGHTS

BETTER THOUGHTS

CRACK ON

Thursday

21st February, 2019

6 am	
7	
8	
9	
10	
11	
12 pm	
1	
2	
3	
4	
5	
6	
7	
8	

THOUGHTS

BETTER THOUGHTS

CRACK ON

Friday

22nd February, 2019

6 am	
7	
8	
9	
10	
11	
12 pm	
1	
2	
3	
4	
5	
6	
7	
8	

THOUGHTS

BETTER THOUGHTS

CRACK ON

Saturday

23rd February, 2019

6 am	
7	
8	
9	
10	
11	
12 pm	
1	
2	
3	
4	
5	
6	
7	
8	

THOUGHTS

BETTER THOUGHTS

CRACK ON

Sunday

24th February, 2019

6 am	
7	
8	
9	
10	
11	
12 pm	
1	
2	
3	
4	
5	
6	
7	
8	

CRACK ON

THOUGHTS

BETTER THOUGHTS

Monday

25th February, 2019

6 am	
7	
8	
9	
10	
11	
12 pm	
1	
2	
3	
4	
5	
6	
7	
8	

THOUGHTS

BETTER THOUGHTS

CRACK ON

Tuesday

26th February, 2019

6 am	
7	
8	
9	
10	
11	
12 pm	
1	
2	
3	
4	
5	
6	
7	
8	

THOUGHTS

BETTER THOUGHTS

CRACK ON

Wednesday

27th February, 2019

6 am	
7	
8	
9	
10	
11	
12 pm	
1	
2	
3	
4	
5	
6	
7	
8	

THOUGHTS

BETTER THOUGHTS

CRACK ON

Thursday

28th February, 2019

6 am	
7	
8	
9	
10	
11	
12 pm	
1	
2	
3	
4	
5	
6	
7	
8	

THOUGHTS

BETTER THOUGHTS

CRACK ON

Friday

1st March, 2019

6 am	
7	
8	
9	
10	
11	
12 pm	
1	
2	
3	
4	
5	
6	
7	
8	

THOUGHTS

BETTER THOUGHTS

CRACK ON

Saturday

2nd March, 2019

6 am	
7	
8	
9	
10	
11	
12 pm	
1	
2	
3	
4	
5	
6	
7	
8	

THOUGHTS

BETTER THOUGHTS

CRACK ON

Sunday

3rd March, 2019

6 am	
7	
8	
9	
10	
11	
12 pm	
1	
2	
3	
4	
5	
6	
7	
8	

THOUGHTS

BETTER THOUGHTS

CRACK ON

Monday

4th March, 2019

6 am	
7	
8	
9	
10	
11	
12 pm	
1	
2	
3	
4	
5	
6	
7	
8	

THOUGHTS

BETTER THOUGHTS

CRACK ON

Tuesday

5th March, 2019

6 am	
7	
8	
9	
10	
11	
12 pm	
1	
2	
3	
4	
5	
6	
7	
8	

THOUGHTS

BETTER THOUGHTS

CRACK ON

Wednesday

6th March, 2019

6 am	
7	
8	
9	
10	
11	
12 pm	
1	
2	
3	
4	
5	
6	
7	
8	

THOUGHTS

BETTER THOUGHTS

CRACK ON

Thursday

7th March, 2019

6 am	
7	
8	
9	
10	
11	
12 pm	
1	
2	
3	
4	
5	
6	
7	
8	

THOUGHTS

BETTER THOUGHTS

CRACK ON

Friday

8th March, 2019

6 am	
7	
8	
9	
10	
11	
12 pm	
1	
2	
3	
4	
5	
6	
7	
8	

THOUGHTS

BETTER THOUGHTS

CRACK ON

Saturday

9th March, 2019

6 am	
7	
8	
9	
10	
11	
12 pm	
1	
2	
3	
4	
5	
6	
7	
8	

THOUGHTS

BETTER THOUGHTS

CRACK ON

Sunday

10th March, 2019

6 am	
7	
8	
9	
10	
11	
12 pm	
1	
2	
3	
4	
5	
6	
7	
8	

THOUGHTS

BETTER THOUGHTS

CRACK ON

Monday

11th March, 2019

6 am	
7	
8	
9	
10	
11	
12 pm	
1	
2	
3	
4	
5	
6	
7	
8	

THOUGHTS

BETTER THOUGHTS

CRACK ON

Tuesday

12th March, 2019

6 am	
7	
8	
9	
10	
11	
12 pm	
1	
2	
3	
4	
5	
6	
7	
8	

THOUGHTS

BETTER THOUGHTS

CRACK ON

Wednesday

13th March, 2019

6 am	
7	
8	
9	
10	
11	
12 pm	
1	
2	
3	
4	
5	
6	
7	
8	

THOUGHTS

BETTER THOUGHTS

CRACK ON

Thursday

14th March, 2019

6 am	
7	
8	
9	
10	
11	
12 pm	
1	
2	
3	
4	
5	
6	
7	
8	

THOUGHTS

BETTER THOUGHTS

CRACK ON

Friday

15th March, 2019

6 am	
7	
8	
9	
10	
11	
12 pm	
1	
2	
3	
4	
5	
6	
7	
8	

THOUGHTS

BETTER THOUGHTS

CRACK ON

Saturday

16th March, 2019

6 am	
7	
8	
9	
10	
11	
12 pm	
1	
2	
3	
4	
5	
6	
7	
8	

THOUGHTS

BETTER THOUGHTS

CRACK ON

Sunday

17th March, 2019

6 am	
7	
8	
9	
10	
11	
12 pm	
1	
2	
3	
4	
5	
6	
7	
8	

THOUGHTS

BETTER THOUGHTS

CRACK ON

Monday

18th March, 2019

6 am	
7	
8	
9	
10	
11	
12 pm	
1	
2	
3	
4	
5	
6	
7	
8	

THOUGHTS

BETTER THOUGHTS

CRACK ON

Tuesday

19th March, 2019

6 am	
7	
8	
9	
10	
11	
12 pm	
1	
2	
3	
4	
5	
6	
7	
8	

THOUGHTS

BETTER THOUGHTS

CRACK ON

Wednesday

20th March, 2019

6 am	
7	
8	
9	
10	
11	
12 pm	
1	
2	
3	
4	
5	
6	
7	
8	

THOUGHTS

BETTER THOUGHTS

CRACK ON

Thursday

21st March, 2019

6 am	
7	
8	
9	
10	
11	
12 pm	
1	
2	
3	
4	
5	
6	
7	
8	

THOUGHTS

BETTER THOUGHTS

CRACK ON

Friday

22nd March, 2019

6 am	
7	
8	
9	
10	
11	
12 pm	
1	
2	
3	
4	
5	
6	
7	
8	

CRACK ON

THOUGHTS

BETTER THOUGHTS

Saturday

23rd March, 2019

6 am	
7	
8	
9	
10	
11	
12 pm	
1	
2	
3	
4	
5	
6	
7	
8	

THOUGHTS

BETTER THOUGHTS

CRACK ON

Sunday

24th March, 2019

6 am	
7	
8	
9	
10	
11	
12 pm	
1	
2	
3	
4	
5	
6	
7	
8	

THOUGHTS

BETTER THOUGHTS

CRACK ON

Monday

25th March, 2019

6 am	
7	
8	
9	
10	
11	
12 pm	
1	
2	
3	
4	
5	
6	
7	
8	

THOUGHTS

BETTER THOUGHTS

CRACK ON

Tuesday

26th March, 2019

6 am	
7	
8	
9	
10	
11	
12 pm	
1	
2	
3	
4	
5	
6	
7	
8	

THOUGHTS

BETTER THOUGHTS

CRACK ON

Wednesday

27th March, 2019

6 am	
7	
8	
9	
10	
11	
12 pm	
1	
2	
3	
4	
5	
6	
7	
8	

THOUGHTS

BETTER THOUGHTS

CRACK ON

Thursday

28th March, 2019

6 am	
7	
8	
9	
10	
11	
12 pm	
1	
2	
3	
4	
5	
6	
7	
8	

THOUGHTS

BETTER THOUGHTS

CRACK ON

Friday

29th March, 2019

6 am	
7	
8	
9	
10	
11	
12 pm	
1	
2	
3	
4	
5	
6	
7	
8	

THOUGHTS

BETTER THOUGHTS

CRACK ON

Saturday

30th March, 2019

6 am	
7	
8	
9	
10	
11	
12 pm	
1	
2	
3	
4	
5	
6	
7	
8	

THOUGHTS

BETTER THOUGHTS

CRACK ON

Sunday

31st March, 2019

6 am	
7	
8	
9	
10	
11	
12 pm	
1	
2	
3	
4	
5	
6	
7	
8	

THOUGHTS

BETTER THOUGHTS

CRACK ON

Monday

1st April, 2019

6 am	
7	
8	
9	
10	
11	
12 pm	
1	
2	
3	
4	
5	
6	
7	
8	

THOUGHTS

BETTER THOUGHTS

CRACK ON

Tuesday

2nd April, 2019

6 am	
7	
8	
9	
10	
11	
12 pm	
1	
2	
3	
4	
5	
6	
7	
8	

THOUGHTS

BETTER THOUGHTS

CRACK ON

Wednesday

3rd April, 2019

6 am	
7	
8	
9	
10	
11	
12 pm	
1	
2	
3	
4	
5	
6	
7	
8	

THOUGHTS

BETTER THOUGHTS

CRACK ON

Thursday

4th April, 2019

6 am	
7	
8	
9	
10	
11	
12 pm	
1	
2	
3	
4	
5	
6	
7	
8	

CRACK ON

THOUGHTS

BETTER THOUGHTS

Friday

5th April, 2019

6 am	
7	
8	
9	
10	
11	
12 pm	
1	
2	
3	
4	
5	
6	
7	
8	

THOUGHTS

BETTER THOUGHTS

CRACK ON

Saturday

6th April, 2019

6 am	
7	
8	
9	
10	
11	
12 pm	
1	
2	
3	
4	
5	
6	
7	
8	

THOUGHTS

BETTER THOUGHTS

CRACK ON

Sunday

7th April, 2019

6 am	
7	
8	
9	
10	
11	
12 pm	
1	
2	
3	
4	
5	
6	
7	
8	

THOUGHTS

BETTER THOUGHTS

CRACK ON

Monday

8th April, 2019

6 am	
7	
8	
9	
10	
11	
12 pm	
1	
2	
3	
4	
5	
6	
7	
8	

THOUGHTS

BETTER THOUGHTS

CRACK ON

Tuesday

9th April, 2019

6 am	
7	
8	
9	
10	
11	
12 pm	
1	
2	
3	
4	
5	
6	
7	
8	

THOUGHTS

BETTER THOUGHTS

CRACK ON

Wednesday

10th April, 2019

6 am	
7	
8	
9	
10	
11	
12 pm	
1	
2	
3	
4	
5	
6	
7	
8	

THOUGHTS

BETTER THOUGHTS

CRACK ON

Thursday

11th April, 2019

6 am	
7	
8	
9	
10	
11	
12 pm	
1	
2	
3	
4	
5	
6	
7	
8	

THOUGHTS

BETTER THOUGHTS

CRACK ON

Friday

12th April, 2019

6 am	
7	
8	
9	
10	
11	
12 pm	
1	
2	
3	
4	
5	
6	
7	
8	

THOUGHTS

BETTER THOUGHTS

CRACK ON

Saturday

13th April, 2019

6 am	
7	
8	
9	
10	
11	
12 pm	
1	
2	
3	
4	
5	
6	
7	
8	

THOUGHTS

BETTER THOUGHTS

CRACK ON

Sunday

14th April, 2019

6 am	
7	
8	
9	
10	
11	
12 pm	
1	
2	
3	
4	
5	
6	
7	
8	

THOUGHTS

BETTER THOUGHTS

CRACK ON

Monday

15th April, 2019

6 am	
7	
8	
9	
10	
11	
12 pm	
1	
2	
3	
4	
5	
6	
7	
8	

THOUGHTS

BETTER THOUGHTS

CRACK ON

Tuesday

16th April, 2019

6 am	
7	
8	
9	
10	
11	
12 pm	
1	
2	
3	
4	
5	
6	
7	
8	

THOUGHTS

BETTER THOUGHTS

CRACK ON

Wednesday

17th April, 2019

6 am	
7	
8	
9	
10	
11	
12 pm	
1	
2	
3	
4	
5	
6	
7	
8	

THOUGHTS

BETTER THOUGHTS

CRACK ON

Thursday

18th April, 2019

6 am	
7	
8	
9	
10	
11	
12 pm	
1	
2	
3	
4	
5	
6	
7	
8	

THOUGHTS

BETTER THOUGHTS

CRACK ON

Friday

19th April, 2019

6 am	
7	
8	
9	
10	
11	
12 pm	
1	
2	
3	
4	
5	
6	
7	
8	

THOUGHTS

BETTER THOUGHTS

CRACK ON

Saturday

20th April, 2019

6 am	
7	
8	
9	
10	
11	
12 pm	
1	
2	
3	
4	
5	
6	
7	
8	

THOUGHTS

BETTER THOUGHTS

CRACK ON

Sunday

21st April, 2019

6 am	
7	
8	
9	
10	
11	
12 pm	
1	
2	
3	
4	
5	
6	
7	
8	

THOUGHTS

BETTER THOUGHTS

CRACK ON

Monday

22nd April, 2019

6 am	
7	
8	
9	
10	
11	
12 pm	
1	
2	
3	
4	
5	
6	
7	
8	

THOUGHTS

BETTER THOUGHTS

CRACK ON

Tuesday

23rd April, 2019

6 am	
7	
8	
9	
10	
11	
12 pm	
1	
2	
3	
4	
5	
6	
7	
8	

THOUGHTS

BETTER THOUGHTS

CRACK ON

Wednesday

24th April, 2019

6 am	
7	
8	
9	
10	
11	
12 pm	
1	
2	
3	
4	
5	
6	
7	
8	

THOUGHTS

BETTER THOUGHTS

CRACK ON

Thursday

25th April, 2019

6 am	
7	
8	
9	
10	
11	
12 pm	
1	
2	
3	
4	
5	
6	
7	
8	

THOUGHTS

BETTER THOUGHTS

CRACK ON

Friday

26th April, 2019

6 am	
7	
8	
9	
10	
11	
12 pm	
1	
2	
3	
4	
5	
6	
7	
8	

THOUGHTS

BETTER THOUGHTS

CRACK ON

Saturday

27th April, 2019

6 am	
7	
8	
9	
10	
11	
12 pm	
1	
2	
3	
4	
5	
6	
7	
8	

THOUGHTS

BETTER THOUGHTS

CRACK ON

Sunday

28th April, 2019

6 am	
7	
8	
9	
10	
11	
12 pm	
1	
2	
3	
4	
5	
6	
7	
8	

THOUGHTS

BETTER THOUGHTS

CRACK ON

Monday

29th April, 2019

6 am	
7	
8	
9	
10	
11	
12 pm	
1	
2	
3	
4	
5	
6	
7	
8	

THOUGHTS

BETTER THOUGHTS

CRACK ON

Tuesday

30th April, 2019

6 am	
7	
8	
9	
10	
11	
12 pm	
1	
2	
3	
4	
5	
6	
7	
8	

THOUGHTS

BETTER THOUGHTS

CRACK ON

Wednesday

1st May, 2019

6 am	
7	
8	
9	
10	
11	
12 pm	
1	
2	
3	
4	
5	
6	
7	
8	

THOUGHTS

BETTER THOUGHTS

CRACK ON

Thursday

2nd May, 2019

6 am	
7	
8	
9	
10	
11	
12 pm	
1	
2	
3	
4	
5	
6	
7	
8	

THOUGHTS

BETTER THOUGHTS

CRACK ON

Friday

3rd May, 2019

6 am	
7	
8	
9	
10	
11	
12 pm	
1	
2	
3	
4	
5	
6	
7	
8	

THOUGHTS

BETTER THOUGHTS

CRACK ON

Saturday

4th May, 2019

6 am	
7	
8	
9	
10	
11	
12 pm	
1	
2	
3	
4	
5	
6	
7	
8	

THOUGHTS

BETTER THOUGHTS

CRACK ON

Sunday

5th May, 2019

6 am	
7	
8	
9	
10	
11	
12 pm	
1	
2	
3	
4	
5	
6	
7	
8	

THOUGHTS

BETTER THOUGHTS

CRACK ON

Monday

6th May, 2019

6 am	
7	
8	
9	
10	
11	
12 pm	
1	
2	
3	
4	
5	
6	
7	
8	

THOUGHTS

BETTER THOUGHTS

CRACK ON

Tuesday

7th May, 2019

6 am	
7	
8	
9	
10	
11	
12 pm	
1	
2	
3	
4	
5	
6	
7	
8	

THOUGHTS

BETTER THOUGHTS

CRACK ON

Wednesday

8th May, 2019

6 am	
7	
8	
9	
10	
11	
12 pm	
1	
2	
3	
4	
5	
6	
7	
8	

THOUGHTS

BETTER THOUGHTS

CRACK ON

Thursday

9th May, 2019

6 am	
7	
8	
9	
10	
11	
12 pm	
1	
2	
3	
4	
5	
6	
7	
8	

THOUGHTS

BETTER THOUGHTS

CRACK ON

Friday

10th May, 2019

6 am	
7	
8	
9	
10	
11	
12 pm	
1	
2	
3	
4	
5	
6	
7	
8	

THOUGHTS

BETTER THOUGHTS

CRACK ON

Saturday

11th May, 2019

6 am	
7	
8	
9	
10	
11	
12 pm	
1	
2	
3	
4	
5	
6	
7	
8	

THOUGHTS

BETTER THOUGHTS

CRACK ON

Sunday

12th May, 2019

6 am	
7	
8	
9	
10	
11	
12 pm	
1	
2	
3	
4	
5	
6	
7	
8	

THOUGHTS

BETTER THOUGHTS

CRACK ON

Monday

13th May, 2019

6 am	
7	
8	
9	
10	
11	
12 pm	
1	
2	
3	
4	
5	
6	
7	
8	

THOUGHTS

BETTER THOUGHTS

CRACK ON

Tuesday

14th May, 2019

6 am	
7	
8	
9	
10	
11	
12 pm	
1	
2	
3	
4	
5	
6	
7	
8	

THOUGHTS

BETTER THOUGHTS

CRACK ON

Wednesday

15th May, 2019

6 am	
7	
8	
9	
10	
11	
12 pm	
1	
2	
3	
4	
5	
6	
7	
8	

THOUGHTS

BETTER THOUGHTS

CRACK ON

Thursday

16th May, 2019

6 am	
7	
8	
9	
10	
11	
12 pm	
1	
2	
3	
4	
5	
6	
7	
8	

THOUGHTS

BETTER THOUGHTS

CRACK ON

Friday

17th May, 2019

6 am	
7	
8	
9	
10	
11	
12 pm	
1	
2	
3	
4	
5	
6	
7	
8	

THOUGHTS

BETTER THOUGHTS

CRACK ON

Saturday

18th May, 2019

6 am	
7	
8	
9	
10	
11	
12 pm	
1	
2	
3	
4	
5	
6	
7	
8	

THOUGHTS

BETTER THOUGHTS

CRACK ON

Sunday

19th May, 2019

6 am	
7	
8	
9	
10	
11	
12 pm	
1	
2	
3	
4	
5	
6	
7	
8	

THOUGHTS

BETTER THOUGHTS

CRACK ON

Monday

20th May, 2019

6 am	
7	
8	
9	
10	
11	
12 pm	
1	
2	
3	
4	
5	
6	
7	
8	

THOUGHTS

BETTER THOUGHTS

CRACK ON

Tuesday

21st May, 2019

6 am	
7	
8	
9	
10	
11	
12 pm	
1	
2	
3	
4	
5	
6	
7	
8	

THOUGHTS

BETTER THOUGHTS

CRACK ON

Wednesday

22nd May, 2019

6 am	
7	
8	
9	
10	
11	
12 pm	
1	
2	
3	
4	
5	
6	
7	
8	

THOUGHTS

BETTER THOUGHTS

CRACK ON

Thursday

23rd May, 2019

6 am	
7	
8	
9	
10	
11	
12 pm	
1	
2	
3	
4	
5	
6	
7	
8	

THOUGHTS

BETTER THOUGHTS

CRACK ON

Friday

24th May, 2019

6 am	
7	
8	
9	
10	
11	
12 pm	
1	
2	
3	
4	
5	
6	
7	
8	

THOUGHTS

BETTER THOUGHTS

CRACK ON

Saturday

25th May, 2019

6 am	
7	
8	
9	
10	
11	
12 pm	
1	
2	
3	
4	
5	
6	
7	
8	

THOUGHTS

BETTER THOUGHTS

CRACK ON

Sunday

26th May, 2019

6 am	
7	
8	
9	
10	
11	
12 pm	
1	
2	
3	
4	
5	
6	
7	
8	

THOUGHTS

BETTER THOUGHTS

CRACK ON

Monday

27th May, 2019

6 am	
7	
8	
9	
10	
11	
12 pm	
1	
2	
3	
4	
5	
6	
7	
8	

THOUGHTS

BETTER THOUGHTS

CRACK ON

Tuesday

28th May, 2019

6 am	
7	
8	
9	
10	
11	
12 pm	
1	
2	
3	
4	
5	
6	
7	
8	

THOUGHTS

BETTER THOUGHTS

CRACK ON

Wednesday

29th May, 2019

6 am	
7	
8	
9	
10	
11	
12 pm	
1	
2	
3	
4	
5	
6	
7	
8	

THOUGHTS

BETTER THOUGHTS

CRACK ON

Thursday

30th May, 2019

6 am	
7	
8	
9	
10	
11	
12 pm	
1	
2	
3	
4	
5	
6	
7	
8	

THOUGHTS

BETTER THOUGHTS

CRACK ON

Friday

31st May, 2019

6 am	
7	
8	
9	
10	
11	
12 pm	
1	
2	
3	
4	
5	
6	
7	
8	

THOUGHTS

BETTER THOUGHTS

CRACK ON

Saturday

1st June, 2019

6 am	
7	
8	
9	
10	
11	
12 pm	
1	
2	
3	
4	
5	
6	
7	
8	

THOUGHTS

BETTER THOUGHTS

CRACK ON

Sunday

2nd June, 2019

6 am	
7	
8	
9	
10	
11	
12 pm	
1	
2	
3	
4	
5	
6	
7	
8	

THOUGHTS

BETTER THOUGHTS

CRACK ON

Monday

3rd June, 2019

6 am	
7	
8	
9	
10	
11	
12 pm	
1	
2	
3	
4	
5	
6	
7	
8	

CRACK ON

THOUGHTS

BETTER THOUGHTS

Tuesday

4th June, 2019

6 am	
7	
8	
9	
10	
11	
12 pm	
1	
2	
3	
4	
5	
6	
7	
8	

THOUGHTS

BETTER THOUGHTS

CRACK ON

Wednesday

5th June, 2019

6 am	
7	
8	
9	
10	
11	
12 pm	
1	
2	
3	
4	
5	
6	
7	
8	

THOUGHTS

BETTER THOUGHTS

CRACK ON

Thursday

6th June, 2019

6 am	
7	
8	
9	
10	
11	
12 pm	
1	
2	
3	
4	
5	
6	
7	
8	

THOUGHTS

BETTER THOUGHTS

CRACK ON

Friday

7th June, 2019

6 am	
7	
8	
9	
10	
11	
12 pm	
1	
2	
3	
4	
5	
6	
7	
8	

THOUGHTS

BETTER THOUGHTS

CRACK ON

Saturday

8th June, 2019

6 am	
7	
8	
9	
10	
11	
12 pm	
1	
2	
3	
4	
5	
6	
7	
8	

THOUGHTS

BETTER THOUGHTS

CRACK ON

Sunday

9th June, 2019

6 am	
7	
8	
9	
10	
11	
12 pm	
1	
2	
3	
4	
5	
6	
7	
8	

THOUGHTS

BETTER THOUGHTS

CRACK ON

Monday

10th June, 2019

6 am	
7	
8	
9	
10	
11	
12 pm	
1	
2	
3	
4	
5	
6	
7	
8	

THOUGHTS

BETTER THOUGHTS

CRACK ON

Tuesday

11th June, 2019

6 am

7

8

9

10

11

12 pm

1

2

3

4

5

6

7

8

THOUGHTS

BETTER THOUGHTS

CRACK ON

Wednesday

12th June, 2019

6 am	
7	
8	
9	
10	
11	
12 pm	
1	
2	
3	
4	
5	
6	
7	
8	

THOUGHTS

BETTER THOUGHTS

CRACK ON

Thursday

13th June, 2019

6 am	
7	
8	
9	
10	
11	
12 pm	
1	
2	
3	
4	
5	
6	
7	
8	

THOUGHTS

BETTER THOUGHTS

CRACK ON

Friday

14th June, 2019

6 am	
7	
8	
9	
10	
11	
12 pm	
1	
2	
3	
4	
5	
6	
7	
8	

THOUGHTS

BETTER THOUGHTS

CRACK ON

Saturday

15th June, 2019

6 am	
7	
8	
9	
10	
11	
12 pm	
1	
2	
3	
4	
5	
6	
7	
8	

THOUGHTS

BETTER THOUGHTS

CRACK ON

Sunday

16th June, 2019

6 am	
7	
8	
9	
10	
11	
12 pm	
1	
2	
3	
4	
5	
6	
7	
8	

THOUGHTS

BETTER THOUGHTS

CRACK ON

Monday

17th June, 2019

6 am	
7	
8	
9	
10	
11	
12 pm	
1	
2	
3	
4	
5	
6	
7	
8	

CRACK ON

THOUGHTS

BETTER THOUGHTS

Tuesday

18th June, 2019

6 am	
7	
8	
9	
10	
11	
12 pm	
1	
2	
3	
4	
5	
6	
7	
8	

THOUGHTS

BETTER THOUGHTS

CRACK ON

Wednesday

19th June, 2019

6 am	
7	
8	
9	
10	
11	
12 pm	
1	
2	
3	
4	
5	
6	
7	
8	

THOUGHTS

BETTER THOUGHTS

CRACK ON

Thursday

20th June, 2019

6 am	
7	
8	
9	
10	
11	
12 pm	
1	
2	
3	
4	
5	
6	
7	
8	

THOUGHTS

BETTER THOUGHTS

CRACK ON

Friday

21st June, 2019

6 am	
7	
8	
9	
10	
11	
12 pm	
1	
2	
3	
4	
5	
6	
7	
8	

THOUGHTS

BETTER THOUGHTS

CRACK ON

Saturday

22nd June, 2019

6 am	
7	
8	
9	
10	
11	
12 pm	
1	
2	
3	
4	
5	
6	
7	
8	

THOUGHTS

BETTER THOUGHTS

CRACK ON

Sunday

23rd June, 2019

6 am	
7	
8	
9	
10	
11	
12 pm	
1	
2	
3	
4	
5	
6	
7	
8	

THOUGHTS

BETTER THOUGHTS

CRACK ON

Monday

24th June, 2019

6 am	
7	
8	
9	
10	
11	
12 pm	
1	
2	
3	
4	
5	
6	
7	
8	

THOUGHTS

BETTER THOUGHTS

CRACK ON

Tuesday

25th June, 2019

6 am	
7	
8	
9	
10	
11	
12 pm	
1	
2	
3	
4	
5	
6	
7	
8	

THOUGHTS

BETTER THOUGHTS

CRACK ON

Wednesday

26th June, 2019

6 am	
7	
8	
9	
10	
11	
12 pm	
1	
2	
3	
4	
5	
6	
7	
8	

THOUGHTS

BETTER THOUGHTS

CRACK ON

Thursday

27th June, 2019

6 am	
7	
8	
9	
10	
11	
12 pm	
1	
2	
3	
4	
5	
6	
7	
8	

THOUGHTS

BETTER THOUGHTS

CRACK ON

Friday

28th June, 2019

6 am	
7	
8	
9	
10	
11	
12 pm	
1	
2	
3	
4	
5	
6	
7	
8	

THOUGHTS

BETTER THOUGHTS

CRACK ON

Saturday

29th June, 2019

6 am	
7	
8	
9	
10	
11	
12 pm	
1	
2	
3	
4	
5	
6	
7	
8	

THOUGHTS

BETTER THOUGHTS

CRACK ON

Sunday

30th June, 2019

6 am	
7	
8	
9	
10	
11	
12 pm	
1	
2	
3	
4	
5	
6	
7	
8	

THOUGHTS

BETTER THOUGHTS

CRACK ON

Monday

1st July, 2019

6 am	
7	
8	
9	
10	
11	
12 pm	
1	
2	
3	
4	
5	
6	
7	
8	

THOUGHTS

BETTER THOUGHTS

CRACK ON

Tuesday

2nd July, 2019

6 am	
7	
8	
9	
10	
11	
12 pm	
1	
2	
3	
4	
5	
6	
7	
8	

THOUGHTS

BETTER THOUGHTS

CRACK ON

Wednesday

3rd July, 2019

6 am	
7	
8	
9	
10	
11	
12 pm	
1	
2	
3	
4	
5	
6	
7	
8	

THOUGHTS

BETTER THOUGHTS

CRACK ON

Thursday

4th July, 2019

6 am	
7	
8	
9	
10	
11	
12 pm	
1	
2	
3	
4	
5	
6	
7	
8	

THOUGHTS

BETTER THOUGHTS

CRACK ON

Friday

5th July, 2019

6 am	
7	
8	
9	
10	
11	
12 pm	
1	
2	
3	
4	
5	
6	
7	
8	

THOUGHTS

BETTER THOUGHTS

CRACK ON

Saturday

6th July, 2019

6 am	
7	
8	
9	
10	
11	
12 pm	
1	
2	
3	
4	
5	
6	
7	
8	

THOUGHTS

BETTER THOUGHTS

CRACK ON

Sunday

7th July, 2019

6 am	
7	
8	
9	
10	
11	
12 pm	
1	
2	
3	
4	
5	
6	
7	
8	

THOUGHTS

BETTER THOUGHTS

CRACK ON

Monday

8th July, 2019

6 am	
7	
8	
9	
10	
11	
12 pm	
1	
2	
3	
4	
5	
6	
7	
8	

THOUGHTS

BETTER THOUGHTS

CRACK ON

Tuesday

9th July, 2019

6 am	
7	
8	
9	
10	
11	
12 pm	
1	
2	
3	
4	
5	
6	
7	
8	

THOUGHTS

BETTER THOUGHTS

CRACK ON

Wednesday

10th July, 2019

6 am	
7	
8	
9	
10	
11	
12 pm	
1	
2	
3	
4	
5	
6	
7	
8	

THOUGHTS

BETTER THOUGHTS

CRACK ON

Thursday

11th July, 2019

6 am	
7	
8	
9	
10	
11	
12 pm	
1	
2	
3	
4	
5	
6	
7	
8	

THOUGHTS

BETTER THOUGHTS

CRACK ON

Friday

12th July, 2019

6 am	
7	
8	
9	
10	
11	
12 pm	
1	
2	
3	
4	
5	
6	
7	
8	

THOUGHTS

BETTER THOUGHTS

CRACK ON

Saturday

13th July, 2019

6 am	
7	
8	
9	
10	
11	
12 pm	
1	
2	
3	
4	
5	
6	
7	
8	

THOUGHTS

BETTER THOUGHTS

CRACK ON

Sunday

14th July, 2019

6 am	
7	
8	
9	
10	
11	
12 pm	
1	
2	
3	
4	
5	
6	
7	
8	

THOUGHTS

BETTER THOUGHTS

CRACK ON

Monday

15th July, 2019

6 am	
7	
8	
9	
10	
11	
12 pm	
1	
2	
3	
4	
5	
6	
7	
8	

THOUGHTS

BETTER THOUGHTS

CRACK ON

Tuesday

16th July, 2019

6 am	
7	
8	
9	
10	
11	
12 pm	
1	
2	
3	
4	
5	
6	
7	
8	

THOUGHTS

BETTER THOUGHTS

CRACK ON

Wednesday

17th July, 2019

6 am	
7	
8	
9	
10	
11	
12 pm	
1	
2	
3	
4	
5	
6	
7	
8	

THOUGHTS

BETTER THOUGHTS

CRACK ON

Thursday

18th July, 2019

6 am	
7	
8	
9	
10	
11	
12 pm	
1	
2	
3	
4	
5	
6	
7	
8	

THOUGHTS

BETTER THOUGHTS

CRACK ON

Friday

19th July, 2019

6 am	
7	
8	
9	
10	
11	
12 pm	
1	
2	
3	
4	
5	
6	
7	
8	

THOUGHTS

BETTER THOUGHTS

CRACK ON

Saturday

20th July, 2019

6 am	
7	
8	
9	
10	
11	
12 pm	
1	
2	
3	
4	
5	
6	
7	
8	

CRACK ON

THOUGHTS

BETTER THOUGHTS

Sunday

21st July, 2019

6 am	
7	
8	
9	
10	
11	
12 pm	
1	
2	
3	
4	
5	
6	
7	
8	

CRACK ON

THOUGHTS

BETTER THOUGHTS

Monday

22nd July, 2019

6 am	
7	
8	
9	
10	
11	
12 pm	
1	
2	
3	
4	
5	
6	
7	
8	

THOUGHTS

BETTER THOUGHTS

CRACK ON

Tuesday

23rd July, 2019

6 am	
7	
8	
9	
10	
11	
12 pm	
1	
2	
3	
4	
5	
6	
7	
8	

THOUGHTS

BETTER THOUGHTS

CRACK ON

Wednesday

24th July, 2019

6 am	
7	
8	
9	
10	
11	
12 pm	
1	
2	
3	
4	
5	
6	
7	
8	

THOUGHTS

BETTER THOUGHTS

CRACK ON

Thursday

25th July, 2019

6 am	
7	
8	
9	
10	
11	
12 pm	
1	
2	
3	
4	
5	
6	
7	
8	

THOUGHTS

BETTER THOUGHTS

CRACK ON

Friday

26th July, 2019

6 am	
7	
8	
9	
10	
11	
12 pm	
1	
2	
3	
4	
5	
6	
7	
8	

THOUGHTS

BETTER THOUGHTS

CRACK ON

Saturday

27th July, 2019

6 am	
7	
8	
9	
10	
11	
12 pm	
1	
2	
3	
4	
5	
6	
7	
8	

THOUGHTS

BETTER THOUGHTS

CRACK ON

Sunday

28th July, 2019

6 am	
7	
8	
9	
10	
11	
12 pm	
1	
2	
3	
4	
5	
6	
7	
8	

THOUGHTS

BETTER THOUGHTS

CRACK ON

Monday

29th July, 2019

6 am	
7	
8	
9	
10	
11	
12 pm	
1	
2	
3	
4	
5	
6	
7	
8	

THOUGHTS

BETTER THOUGHTS

CRACK ON

Tuesday

30th July, 2019

6 am	
7	
8	
9	
10	
11	
12 pm	
1	
2	
3	
4	
5	
6	
7	
8	

THOUGHTS

BETTER THOUGHTS

CRACK ON

Wednesday

31st July, 2019

6 am	
7	
8	
9	
10	
11	
12 pm	
1	
2	
3	
4	
5	
6	
7	
8	

THOUGHTS

BETTER THOUGHTS

CRACK ON

Thursday

1st August, 2019

6 am	
7	
8	
9	
10	
11	
12 pm	
1	
2	
3	
4	
5	
6	
7	
8	

THOUGHTS

BETTER THOUGHTS

CRACK ON

Friday

2nd August, 2019

6 am	
7	
8	
9	
10	
11	
12 pm	
1	
2	
3	
4	
5	
6	
7	
8	

THOUGHTS

BETTER THOUGHTS

CRACK ON

Saturday

3rd August, 2019

6 am	
7	
8	
9	
10	
11	
12 pm	
1	
2	
3	
4	
5	
6	
7	
8	

THOUGHTS

BETTER THOUGHTS

CRACK ON

Sunday

4th August, 2019

6 am	
7	
8	
9	
10	
11	
12 pm	
1	
2	
3	
4	
5	
6	
7	
8	

THOUGHTS

BETTER THOUGHTS

CRACK ON

Monday

5th August, 2019

6 am	
7	
8	
9	
10	
11	
12 pm	
1	
2	
3	
4	
5	
6	
7	
8	

THOUGHTS

BETTER THOUGHTS

CRACK ON

Tuesday

6th August, 2019

6 am	
7	
8	
9	
10	
11	
12 pm	
1	
2	
3	
4	
5	
6	
7	
8	

THOUGHTS

BETTER THOUGHTS

CRACK ON

Wednesday

7th August, 2019

6 am	
7	
8	
9	
10	
11	
12 pm	
1	
2	
3	
4	
5	
6	
7	
8	

THOUGHTS

BETTER THOUGHTS

CRACK ON

Thursday

8th August, 2019

6 am	
7	
8	
9	
10	
11	
12 pm	
1	
2	
3	
4	
5	
6	
7	
8	

THOUGHTS

BETTER THOUGHTS

CRACK ON

Friday

9th August, 2019

6 am	
7	
8	
9	
10	
11	
12 pm	
1	
2	
3	
4	
5	
6	
7	
8	

THOUGHTS

BETTER THOUGHTS

CRACK ON

Saturday

10th August, 2019

6 am	
7	
8	
9	
10	
11	
12 pm	
1	
2	
3	
4	
5	
6	
7	
8	

THOUGHTS

BETTER THOUGHTS

CRACK ON

Sunday

11th August, 2019

6 am	
7	
8	
9	
10	
11	
12 pm	
1	
2	
3	
4	
5	
6	
7	
8	

THOUGHTS

BETTER THOUGHTS

CRACK ON

Monday

12th August, 2019

6 am	
7	
8	
9	
10	
11	
12 pm	
1	
2	
3	
4	
5	
6	
7	
8	

THOUGHTS

BETTER THOUGHTS

CRACK ON

Tuesday

13th August, 2019

6 am	
7	
8	
9	
10	
11	
12 pm	
1	
2	
3	
4	
5	
6	
7	
8	

THOUGHTS

BETTER THOUGHTS

CRACK ON

Wednesday

14th August, 2019

6 am	
7	
8	
9	
10	
11	
12 pm	
1	
2	
3	
4	
5	
6	
7	
8	

THOUGHTS

BETTER THOUGHTS

CRACK ON

Thursday

15th August, 2019

6 am	
7	
8	
9	
10	
11	
12 pm	
1	
2	
3	
4	
5	
6	
7	
8	

THOUGHTS

BETTER THOUGHTS

CRACK ON

Friday

16th August, 2019

6 am	
7	
8	
9	
10	
11	
12 pm	
1	
2	
3	
4	
5	
6	
7	
8	

THOUGHTS

BETTER THOUGHTS

CRACK ON

Saturday

17th August, 2019

6 am	
7	
8	
9	
10	
11	
12 pm	
1	
2	
3	
4	
5	
6	
7	
8	

THOUGHTS

BETTER THOUGHTS

CRACK ON

Sunday

18th August, 2019

6 am	
7	
8	
9	
10	
11	
12 pm	
1	
2	
3	
4	
5	
6	
7	
8	

CRACK ON

THOUGHTS

BETTER THOUGHTS

Monday

19th August, 2019

6 am	
7	
8	
9	
10	
11	
12 pm	
1	
2	
3	
4	
5	
6	
7	
8	

THOUGHTS

BETTER THOUGHTS

CRACK ON

Tuesday

20th August, 2019

6 am	
7	
8	
9	
10	
11	
12 pm	
1	
2	
3	
4	
5	
6	
7	
8	

THOUGHTS

BETTER THOUGHTS

CRACK ON

Wednesday

21st August, 2019

6 am	
7	
8	
9	
10	
11	
12 pm	
1	
2	
3	
4	
5	
6	
7	
8	

THOUGHTS

BETTER THOUGHTS

CRACK ON

Thursday

22nd August, 2019

6 am	
7	
8	
9	
10	
11	
12 pm	
1	
2	
3	
4	
5	
6	
7	
8	

THOUGHTS

BETTER THOUGHTS

CRACK ON

Friday

23rd August, 2019

6 am	
7	
8	
9	
10	
11	
12 pm	
1	
2	
3	
4	
5	
6	
7	
8	

THOUGHTS

BETTER THOUGHTS

CRACK ON

Saturday

24th August, 2019

6 am	
7	
8	
9	
10	
11	
12 pm	
1	
2	
3	
4	
5	
6	
7	
8	

THOUGHTS

BETTER THOUGHTS

CRACK ON

Sunday

25th August, 2019

6 am	
7	
8	
9	
10	
11	
12 pm	
1	
2	
3	
4	
5	
6	
7	
8	

THOUGHTS

BETTER THOUGHTS

CRACK ON

Monday

26th August, 2019

6 am	
7	
8	
9	
10	
11	
12 pm	
1	
2	
3	
4	
5	
6	
7	
8	

THOUGHTS

BETTER THOUGHTS

CRACK ON

Tuesday

27th August, 2019

6 am	
7	
8	
9	
10	
11	
12 pm	
1	
2	
3	
4	
5	
6	
7	
8	

THOUGHTS

BETTER THOUGHTS

CRACK ON

Wednesday

28th August, 2019

6 am	
7	
8	
9	
10	
11	
12 pm	
1	
2	
3	
4	
5	
6	
7	
8	

THOUGHTS

BETTER THOUGHTS

CRACK ON

Thursday

29th August, 2019

6 am	
7	
8	
9	
10	
11	
12 pm	
1	
2	
3	
4	
5	
6	
7	
8	

THOUGHTS

BETTER THOUGHTS

CRACK ON

Friday

30th August, 2019

6 am	
7	
8	
9	
10	
11	
12 pm	
1	
2	
3	
4	
5	
6	
7	
8	

THOUGHTS

BETTER THOUGHTS

CRACK ON

Saturday

31st August, 2019

6 am	
7	
8	
9	
10	
11	
12 pm	
1	
2	
3	
4	
5	
6	
7	
8	

THOUGHTS

BETTER THOUGHTS

CRACK ON

Sunday

1st September, 2019

6 am	
7	
8	
9	
10	
11	
12 pm	
1	
2	
3	
4	
5	
6	
7	
8	

CRACK ON

THOUGHTS

BETTER THOUGHTS

Monday

2nd September, 2019

6 am	
7	
8	
9	
10	
11	
12 pm	
1	
2	
3	
4	
5	
6	
7	
8	

THOUGHTS

BETTER THOUGHTS

CRACK ON

Tuesday

3rd September, 2019

6 am	
7	
8	
9	
10	
11	
12 pm	
1	
2	
3	
4	
5	
6	
7	
8	

THOUGHTS

BETTER THOUGHTS

CRACK ON

Wednesday

4th September, 2019

6 am	
7	
8	
9	
10	
11	
12 pm	
1	
2	
3	
4	
5	
6	
7	
8	

THOUGHTS

BETTER THOUGHTS

CRACK ON

Thursday

5th September, 2019

6 am	
7	
8	
9	
10	
11	
12 pm	
1	
2	
3	
4	
5	
6	
7	
8	

THOUGHTS

BETTER THOUGHTS

CRACK ON

Friday

6th September, 2019

6 am	
7	
8	
9	
10	
11	
12 pm	
1	
2	
3	
4	
5	
6	
7	
8	

THOUGHTS

BETTER THOUGHTS

CRACK ON

Saturday

7th September, 2019

6 am	
7	
8	
9	
10	
11	
12 pm	
1	
2	
3	
4	
5	
6	
7	
8	

CRACK ON

THOUGHTS

BETTER THOUGHTS

Sunday

8th September, 2019

6 am	
7	
8	
9	
10	
11	
12 pm	
1	
2	
3	
4	
5	
6	
7	
8	

THOUGHTS

BETTER THOUGHTS

CRACK ON

Monday

9th September, 2019

6 am	
7	
8	
9	
10	
11	
12 pm	
1	
2	
3	
4	
5	
6	
7	
8	

THOUGHTS

BETTER THOUGHTS

CRACK ON

Tuesday

10th September, 2019

6 am	
7	
8	
9	
10	
11	
12 pm	
1	
2	
3	
4	
5	
6	
7	
8	

THOUGHTS

BETTER THOUGHTS

CRACK ON

Wednesday

11th September, 2019

6 am	
7	
8	
9	
10	
11	
12 pm	
1	
2	
3	
4	
5	
6	
7	
8	

THOUGHTS

BETTER THOUGHTS

CRACK ON

Thursday

12th September, 2019

6 am	
7	
8	
9	
10	
11	
12 pm	
1	
2	
3	
4	
5	
6	
7	
8	

THOUGHTS

BETTER THOUGHTS

CRACK ON

Friday

13th September, 2019

6 am	
7	
8	
9	
10	
11	
12 pm	
1	
2	
3	
4	
5	
6	
7	
8	

THOUGHTS

BETTER THOUGHTS

CRACK ON

Saturday

14th September, 2019

6 am	
7	
8	
9	
10	
11	
12 pm	
1	
2	
3	
4	
5	
6	
7	
8	

THOUGHTS

BETTER THOUGHTS

CRACK ON

Sunday

15th September, 2019

6 am	
7	
8	
9	
10	
11	
12 pm	
1	
2	
3	
4	
5	
6	
7	
8	

THOUGHTS

BETTER THOUGHTS

CRACK ON

Monday

16th September, 2019

6 am	
7	
8	
9	
10	
11	
12 pm	
1	
2	
3	
4	
5	
6	
7	
8	

THOUGHTS

BETTER THOUGHTS

CRACK ON

Tuesday

17th September, 2019

6 am	
7	
8	
9	
10	
11	
12 pm	
1	
2	
3	
4	
5	
6	
7	
8	

THOUGHTS

BETTER THOUGHTS

CRACK ON

Wednesday

18th September, 2019

6 am	
7	
8	
9	
10	
11	
12 pm	
1	
2	
3	
4	
5	
6	
7	
8	

THOUGHTS

BETTER THOUGHTS

CRACK ON

Thursday

19th September, 2019

6 am	
7	
8	
9	
10	
11	
12 pm	
1	
2	
3	
4	
5	
6	
7	
8	

THOUGHTS

BETTER THOUGHTS

CRACK ON

Friday

20th September, 2019

6 am	
7	
8	
9	
10	
11	
12 pm	
1	
2	
3	
4	
5	
6	
7	
8	

THOUGHTS

BETTER THOUGHTS

CRACK ON

Saturday

21st September, 2019

6 am	
7	
8	
9	
10	
11	
12 pm	
1	
2	
3	
4	
5	
6	
7	
8	

THOUGHTS

BETTER THOUGHTS

CRACK ON

Sunday

22nd September, 2019

6 am	
7	
8	
9	
10	
11	
12 pm	
1	
2	
3	
4	
5	
6	
7	
8	

THOUGHTS

BETTER THOUGHTS

CRACK ON

Monday

23rd September, 2019

6 am	
7	
8	
9	
10	
11	
12 pm	
1	
2	
3	
4	
5	
6	
7	
8	

THOUGHTS

BETTER THOUGHTS

CRACK ON

Tuesday

24th September, 2019

6 am	
7	
8	
9	
10	
11	
12 pm	
1	
2	
3	
4	
5	
6	
7	
8	

THOUGHTS

BETTER THOUGHTS

CRACK ON

Wednesday

25th September, 2019

6 am	
7	
8	
9	
10	
11	
12 pm	
1	
2	
3	
4	
5	
6	
7	
8	

THOUGHTS

BETTER THOUGHTS

CRACK ON

Thursday

26th September, 2019

6 am	
7	
8	
9	
10	
11	
12 pm	
1	
2	
3	
4	
5	
6	
7	
8	

THOUGHTS

BETTER THOUGHTS

CRACK ON

Friday

27th September, 2019

6 am	
7	
8	
9	
10	
11	
12 pm	
1	
2	
3	
4	
5	
6	
7	
8	

THOUGHTS

BETTER THOUGHTS

CRACK ON

Saturday

28th September, 2019

6 am	
7	
8	
9	
10	
11	
12 pm	
1	
2	
3	
4	
5	
6	
7	
8	

THOUGHTS

BETTER THOUGHTS

CRACK ON

Sunday

29th September, 2019

6 am	
7	
8	
9	
10	
11	
12 pm	
1	
2	
3	
4	
5	
6	
7	
8	

THOUGHTS

BETTER THOUGHTS

CRACK ON

Monday

30th September, 2019

6 am	
7	
8	
9	
10	
11	
12 pm	
1	
2	
3	
4	
5	
6	
7	
8	

THOUGHTS

BETTER THOUGHTS

CRACK ON

Tuesday

1st October, 2019

6 am	
7	
8	
9	
10	
11	
12 pm	
1	
2	
3	
4	
5	
6	
7	
8	

THOUGHTS

BETTER THOUGHTS

CRACK ON

Wednesday

2nd October, 2019

6 am	
7	
8	
9	
10	
11	
12 pm	
1	
2	
3	
4	
5	
6	
7	
8	

CRACK ON

THOUGHTS

BETTER THOUGHTS

Thursday

3rd October, 2019

6 am	
7	
8	
9	
10	
11	
12 pm	
1	
2	
3	
4	
5	
6	
7	
8	

THOUGHTS

BETTER THOUGHTS

CRACK ON

Friday

4th October, 2019

6 am	
7	
8	
9	
10	
11	
12 pm	
1	
2	
3	
4	
5	
6	
7	
8	

THOUGHTS

BETTER THOUGHTS

CRACK ON

Saturday

5th October, 2019

6 am	
7	
8	
9	
10	
11	
12 pm	
1	
2	
3	
4	
5	
6	
7	
8	

THOUGHTS

BETTER THOUGHTS

CRACK ON

Sunday

6th October, 2019

6 am	
7	
8	
9	
10	
11	
12 pm	
1	
2	
3	
4	
5	
6	
7	
8	

THOUGHTS

BETTER THOUGHTS

CRACK ON

Monday

7th October, 2019

6 am	
7	
8	
9	
10	
11	
12 pm	
1	
2	
3	
4	
5	
6	
7	
8	

THOUGHTS

BETTER THOUGHTS

CRACK ON

Tuesday

8th October, 2019

6 am	
7	
8	
9	
10	
11	
12 pm	
1	
2	
3	
4	
5	
6	
7	
8	

THOUGHTS

BETTER THOUGHTS

CRACK ON

Wednesday

9th October, 2019

6 am	
7	
8	
9	
10	
11	
12 pm	
1	
2	
3	
4	
5	
6	
7	
8	

THOUGHTS

BETTER THOUGHTS

CRACK ON

Thursday

10th October, 2019

6 am	
7	
8	
9	
10	
11	
12 pm	
1	
2	
3	
4	
5	
6	
7	
8	

CRACK ON

THOUGHTS

BETTER THOUGHTS

Friday

11th October, 2019

6 am	
7	
8	
9	
10	
11	
12 pm	
1	
2	
3	
4	
5	
6	
7	
8	

THOUGHTS

BETTER THOUGHTS

CRACK ON

Saturday

12th October, 2019

6 am	
7	
8	
9	
10	
11	
12 pm	
1	
2	
3	
4	
5	
6	
7	
8	

THOUGHTS

BETTER THOUGHTS

CRACK ON

Sunday

13th October, 2019

6 am	
7	
8	
9	
10	
11	
12 pm	
1	
2	
3	
4	
5	
6	
7	
8	

THOUGHTS

BETTER THOUGHTS

CRACK ON

Monday

14th October, 2019

6 am	
7	
8	
9	
10	
11	
12 pm	
1	
2	
3	
4	
5	
6	
7	
8	

THOUGHTS

BETTER THOUGHTS

CRACK ON

Tuesday

15th October, 2019

6 am	
7	
8	
9	
10	
11	
12 pm	
1	
2	
3	
4	
5	
6	
7	
8	

THOUGHTS

BETTER THOUGHTS

CRACK ON

Wednesday

16th October, 2019

6 am	
7	
8	
9	
10	
11	
12 pm	
1	
2	
3	
4	
5	
6	
7	
8	

THOUGHTS

BETTER THOUGHTS

CRACK ON

Thursday

17th October, 2019

6 am	
7	
8	
9	
10	
11	
12 pm	
1	
2	
3	
4	
5	
6	
7	
8	

THOUGHTS

BETTER THOUGHTS

CRACK ON

Friday

18th October, 2019

6 am	
7	
8	
9	
10	
11	
12 pm	
1	
2	
3	
4	
5	
6	
7	
8	

CRACK ON

THOUGHTS

BETTER THOUGHTS

Saturday

19th October, 2019

6 am	
7	
8	
9	
10	
11	
12 pm	
1	
2	
3	
4	
5	
6	
7	
8	

THOUGHTS

BETTER THOUGHTS

CRACK ON

Sunday

20th October, 2019

6 am	
7	
8	
9	
10	
11	
12 pm	
1	
2	
3	
4	
5	
6	
7	
8	

THOUGHTS

BETTER THOUGHTS

CRACK ON

Monday

21st October, 2019

6 am	
7	
8	
9	
10	
11	
12 pm	
1	
2	
3	
4	
5	
6	
7	
8	

THOUGHTS

BETTER THOUGHTS

CRACK ON

Tuesday

22nd October, 2019

6 am	
7	
8	
9	
10	
11	
12 pm	
1	
2	
3	
4	
5	
6	
7	
8	

THOUGHTS

BETTER THOUGHTS

CRACK ON

Wednesday

23rd October, 2019

6 am	
7	
8	
9	
10	
11	
12 pm	
1	
2	
3	
4	
5	
6	
7	
8	

THOUGHTS

BETTER THOUGHTS

CRACK ON

Thursday

24th October, 2019

6 am	
7	
8	
9	
10	
11	
12 pm	
1	
2	
3	
4	
5	
6	
7	
8	

THOUGHTS

BETTER THOUGHTS

CRACK ON

Friday

25th October, 2019

6 am	
7	
8	
9	
10	
11	
12 pm	
1	
2	
3	
4	
5	
6	
7	
8	

THOUGHTS

BETTER THOUGHTS

CRACK ON

Saturday

26th October, 2019

6 am	
7	
8	
9	
10	
11	
12 pm	
1	
2	
3	
4	
5	
6	
7	
8	

THOUGHTS

BETTER THOUGHTS

CRACK ON

Sunday

27th October, 2019

6 am	
7	
8	
9	
10	
11	
12 pm	
1	
2	
3	
4	
5	
6	
7	
8	

THOUGHTS

BETTER THOUGHTS

CRACK ON

Monday

28th October, 2019

6 am	
7	
8	
9	
10	
11	
12 pm	
1	
2	
3	
4	
5	
6	
7	
8	

THOUGHTS

BETTER THOUGHTS

CRACK ON

Tuesday

29th October, 2019

6 am	
7	
8	
9	
10	
11	
12 pm	
1	
2	
3	
4	
5	
6	
7	
8	

THOUGHTS

BETTER THOUGHTS

CRACK ON

Wednesday

30th October, 2019

6 am	
7	
8	
9	
10	
11	
12 pm	
1	
2	
3	
4	
5	
6	
7	
8	

THOUGHTS

BETTER THOUGHTS

CRACK ON

Thursday

31st October, 2019

6 am	
7	
8	
9	
10	
11	
12 pm	
1	
2	
3	
4	
5	
6	
7	
8	

THOUGHTS

BETTER THOUGHTS

CRACK ON

Friday

1st November, 2019

6 am	
7	
8	
9	
10	
11	
12 pm	
1	
2	
3	
4	
5	
6	
7	
8	

THOUGHTS

BETTER THOUGHTS

CRACK ON

Saturday

2nd November, 2019

6 am	
7	
8	
9	
10	
11	
12 pm	
1	
2	
3	
4	
5	
6	
7	
8	

THOUGHTS

BETTER THOUGHTS

CRACK ON

Sunday

3rd November, 2019

6 am	
7	
8	
9	
10	
11	
12 pm	
1	
2	
3	
4	
5	
6	
7	
8	

THOUGHTS

BETTER THOUGHTS

CRACK ON

Monday

4th November, 2019

6 am	
7	
8	
9	
10	
11	
12 pm	
1	
2	
3	
4	
5	
6	
7	
8	

THOUGHTS

BETTER THOUGHTS

CRACK ON

Tuesday

5th November, 2019

6 am	
7	
8	
9	
10	
11	
12 pm	
1	
2	
3	
4	
5	
6	
7	
8	

THOUGHTS

BETTER THOUGHTS

CRACK ON

Wednesday

6th November, 2019

6 am	
7	
8	
9	
10	
11	
12 pm	
1	
2	
3	
4	
5	
6	
7	
8	

THOUGHTS

BETTER THOUGHTS

CRACK ON

Thursday

7th November, 2019

6 am	
7	
8	
9	
10	
11	
12 pm	
1	
2	
3	
4	
5	
6	
7	
8	

THOUGHTS

BETTER THOUGHTS

CRACK ON

Friday

8th November, 2019

6 am	
7	
8	
9	
10	
11	
12 pm	
1	
2	
3	
4	
5	
6	
7	
8	

THOUGHTS

BETTER THOUGHTS

CRACK ON

Saturday

9th November, 2019

6 am	
7	
8	
9	
10	
11	
12 pm	
1	
2	
3	
4	
5	
6	
7	
8	

THOUGHTS

BETTER THOUGHTS

CRACK ON

Sunday

10th November, 2019

6 am	
7	
8	
9	
10	
11	
12 pm	
1	
2	
3	
4	
5	
6	
7	
8	

THOUGHTS

BETTER THOUGHTS

CRACK ON

Monday

11th November, 2019

6 am	
7	
8	
9	
10	
11	
12 pm	
1	
2	
3	
4	
5	
6	
7	
8	

THOUGHTS

BETTER THOUGHTS

CRACK ON

Tuesday

12th November, 2019

6 am	
7	
8	
9	
10	
11	
12 pm	
1	
2	
3	
4	
5	
6	
7	
8	

THOUGHTS

BETTER THOUGHTS

CRACK ON

Wednesday

13th November, 2019

6 am	
7	
8	
9	
10	
11	
12 pm	
1	
2	
3	
4	
5	
6	
7	
8	

THOUGHTS

BETTER THOUGHTS

CRACK ON

Thursday

14th November, 2019

6 am	
7	
8	
9	
10	
11	
12 pm	
1	
2	
3	
4	
5	
6	
7	
8	

THOUGHTS

BETTER THOUGHTS

CRACK ON

Friday

15th November, 2019

6 am	
7	
8	
9	
10	
11	
12 pm	
1	
2	
3	
4	
5	
6	
7	
8	

THOUGHTS

BETTER THOUGHTS

CRACK ON

Saturday

16th November, 2019

6 am	
7	
8	
9	
10	
11	
12 pm	
1	
2	
3	
4	
5	
6	
7	
8	

THOUGHTS

BETTER THOUGHTS

CRACK ON

Sunday

17th November, 2019

6 am	
7	
8	
9	
10	
11	
12 pm	
1	
2	
3	
4	
5	
6	
7	
8	

THOUGHTS

BETTER THOUGHTS

CRACK ON

Monday

18th November, 2019

6 am	
7	
8	
9	
10	
11	
12 pm	
1	
2	
3	
4	
5	
6	
7	
8	

THOUGHTS

BETTER THOUGHTS

CRACK ON

Tuesday

19th November, 2019

6 am	
7	
8	
9	
10	
11	
12 pm	
1	
2	
3	
4	
5	
6	
7	
8	

THOUGHTS

BETTER THOUGHTS

CRACK ON

Wednesday

20th November, 2019

6 am	
7	
8	
9	
10	
11	
12 pm	
1	
2	
3	
4	
5	
6	
7	
8	

THOUGHTS

BETTER THOUGHTS

CRACK ON

Thursday

21st November, 2019

6 am	
7	
8	
9	
10	
11	
12 pm	
1	
2	
3	
4	
5	
6	
7	
8	

THOUGHTS

BETTER THOUGHTS

CRACK ON

Friday

22nd November, 2019

6 am	
7	
8	
9	
10	
11	
12 pm	
1	
2	
3	
4	
5	
6	
7	
8	

THOUGHTS

BETTER THOUGHTS

CRACK ON

Saturday

23rd November, 2019

6 am	
7	
8	
9	
10	
11	
12 pm	
1	
2	
3	
4	
5	
6	
7	
8	

THOUGHTS

BETTER THOUGHTS

CRACK ON

Sunday

24th November, 2019

6 am	
7	
8	
9	
10	
11	
12 pm	
1	
2	
3	
4	
5	
6	
7	
8	

THOUGHTS

BETTER THOUGHTS

CRACK ON

Monday

25th November, 2019

6 am	
7	
8	
9	
10	
11	
12 pm	
1	
2	
3	
4	
5	
6	
7	
8	

THOUGHTS

BETTER THOUGHTS

CRACK ON

Tuesday

26th November, 2019

6 am	
7	
8	
9	
10	
11	
12 pm	
1	
2	
3	
4	
5	
6	
7	
8	

THOUGHTS

BETTER THOUGHTS

CRACK ON

Wednesday

27th November, 2019

6 am	
7	
8	
9	
10	
11	
12 pm	
1	
2	
3	
4	
5	
6	
7	
8	

THOUGHTS

BETTER THOUGHTS

CRACK ON

Thursday

28th November, 2019

6 am	
7	
8	
9	
10	
11	
12 pm	
1	
2	
3	
4	
5	
6	
7	
8	

THOUGHTS

BETTER THOUGHTS

CRACK ON

Friday

29th November, 2019

6 am	
7	
8	
9	
10	
11	
12 pm	
1	
2	
3	
4	
5	
6	
7	
8	

THOUGHTS

BETTER THOUGHTS

CRACK ON

Saturday

30th November, 2019

6 am	
7	
8	
9	
10	
11	
12 pm	
1	
2	
3	
4	
5	
6	
7	
8	

THOUGHTS

BETTER THOUGHTS

CRACK ON

Sunday

1st December, 2019

6 am	
7	
8	
9	
10	
11	
12 pm	
1	
2	
3	
4	
5	
6	
7	
8	

THOUGHTS

BETTER THOUGHTS

CRACK ON

Monday

2nd December, 2019

6 am	
7	
8	
9	
10	
11	
12 pm	
1	
2	
3	
4	
5	
6	
7	
8	

THOUGHTS

BETTER THOUGHTS

CRACK ON

Tuesday

3rd December, 2019

6 am	
7	
8	
9	
10	
11	
12 pm	
1	
2	
3	
4	
5	
6	
7	
8	

THOUGHTS

BETTER THOUGHTS

CRACK ON

Wednesday

4th December, 2019

6 am	
7	
8	
9	
10	
11	
12 pm	
1	
2	
3	
4	
5	
6	
7	
8	

THOUGHTS

BETTER THOUGHTS

CRACK ON

Thursday

5th December, 2019

6 am	
7	
8	
9	
10	
11	
12 pm	
1	
2	
3	
4	
5	
6	
7	
8	

THOUGHTS

BETTER THOUGHTS

CRACK ON

Friday

6th December, 2019

6 am	
7	
8	
9	
10	
11	
12 pm	
1	
2	
3	
4	
5	
6	
7	
8	

THOUGHTS

BETTER THOUGHTS

CRACK ON

Saturday

7th December, 2019

6 am	
7	
8	
9	
10	
11	
12 pm	
1	
2	
3	
4	
5	
6	
7	
8	

THOUGHTS

BETTER THOUGHTS

CRACK ON

Sunday

8th December, 2019

6 am	
7	
8	
9	
10	
11	
12 pm	
1	
2	
3	
4	
5	
6	
7	
8	

THOUGHTS

BETTER THOUGHTS

CRACK ON

Monday

9th December, 2019

6 am	
7	
8	
9	
10	
11	
12 pm	
1	
2	
3	
4	
5	
6	
7	
8	

THOUGHTS

BETTER THOUGHTS

CRACK ON

Tuesday

10th December, 2019

6 am	
7	
8	
9	
10	
11	
12 pm	
1	
2	
3	
4	
5	
6	
7	
8	

THOUGHTS

BETTER THOUGHTS

CRACK ON

Wednesday

11th December, 2019

6 am	
7	
8	
9	
10	
11	
12 pm	
1	
2	
3	
4	
5	
6	
7	
8	

THOUGHTS

BETTER THOUGHTS

CRACK ON

Thursday

12th December, 2019

6 am	
7	
8	
9	
10	
11	
12 pm	
1	
2	
3	
4	
5	
6	
7	
8	

THOUGHTS

BETTER THOUGHTS

CRACK ON

Friday

13th December, 2019

6 am	
7	
8	
9	
10	
11	
12 pm	
1	
2	
3	
4	
5	
6	
7	
8	

THOUGHTS

BETTER THOUGHTS

CRACK ON

Saturday

14th December, 2019

6 am	
7	
8	
9	
10	
11	
12 pm	
1	
2	
3	
4	
5	
6	
7	
8	

THOUGHTS

BETTER THOUGHTS

CRACK ON

Sunday

15th December, 2019

6 am	
7	
8	
9	
10	
11	
12 pm	
1	
2	
3	
4	
5	
6	
7	
8	

THOUGHTS

BETTER THOUGHTS

CRACK ON

Monday

16th December, 2019

6 am	
7	
8	
9	
10	
11	
12 pm	
1	
2	
3	
4	
5	
6	
7	
8	

THOUGHTS

BETTER THOUGHTS

CRACK ON

Tuesday

17th December, 2019

6 am	
7	
8	
9	
10	
11	
12 pm	
1	
2	
3	
4	
5	
6	
7	
8	

THOUGHTS

BETTER THOUGHTS

CRACK ON

Wednesday

18th December, 2019

6 am	
7	
8	
9	
10	
11	
12 pm	
1	
2	
3	
4	
5	
6	
7	
8	

THOUGHTS

BETTER THOUGHTS

CRACK ON

Thursday

19th December, 2019

6 am	
7	
8	
9	
10	
11	
12 pm	
1	
2	
3	
4	
5	
6	
7	
8	

THOUGHTS

BETTER THOUGHTS

CRACK ON

Friday

20th December, 2019

6 am	
7	
8	
9	
10	
11	
12 pm	
1	
2	
3	
4	
5	
6	
7	
8	

CRACK ON

THOUGHTS

BETTER THOUGHTS

Saturday

21st December, 2019

6 am	
7	
8	
9	
10	
11	
12 pm	
1	
2	
3	
4	
5	
6	
7	
8	

THOUGHTS

BETTER THOUGHTS

CRACK ON

Sunday

22nd December, 2019

6 am	
7	
8	
9	
10	
11	
12 pm	
1	
2	
3	
4	
5	
6	
7	
8	

THOUGHTS

BETTER THOUGHTS

CRACK ON

Monday

23rd December, 2019

6 am	
7	
8	
9	
10	
11	
12 pm	
1	
2	
3	
4	
5	
6	
7	
8	

CRACK ON

THOUGHTS

BETTER THOUGHTS

Tuesday

24th December, 2019

6 am	
7	
8	
9	
10	
11	
12 pm	
1	
2	
3	
4	
5	
6	
7	
8	

THOUGHTS

BETTER THOUGHTS

CRACK ON

Wednesday

25th December, 2019

6 am	
7	
8	
9	
10	
11	
12 pm	
1	
2	
3	
4	
5	
6	
7	
8	

THOUGHTS

BETTER THOUGHTS

CRACK ON

Thursday

26th December, 2019

6 am	
7	
8	
9	
10	
11	
12 pm	
1	
2	
3	
4	
5	
6	
7	
8	

THOUGHTS

BETTER THOUGHTS

CRACK ON

Friday

27th December, 2019

6 am	
7	
8	
9	
10	
11	
12 pm	
1	
2	
3	
4	
5	
6	
7	
8	

THOUGHTS

BETTER THOUGHTS

CRACK ON

Saturday

28th December, 2019

6 am	
7	
8	
9	
10	
11	
12 pm	
1	
2	
3	
4	
5	
6	
7	
8	

CRACK ON

THOUGHTS

BETTER THOUGHTS

Sunday

29th December, 2019

6 am	
7	
8	
9	
10	
11	
12 pm	
1	
2	
3	
4	
5	
6	
7	
8	

THOUGHTS

BETTER THOUGHTS

CRACK ON

Monday

30th December, 2019

6 am	
7	
8	
9	
10	
11	
12 pm	
1	
2	
3	
4	
5	
6	
7	
8	

THOUGHTS

BETTER THOUGHTS

CRACK ON

Tuesday

31st December, 2019

6 am	
7	
8	
9	
10	
11	
12 pm	
1	
2	
3	
4	
5	
6	
7	
8	

THOUGHTS

BETTER THOUGHTS

CRACK ON

www.ingramcontent.com/pod-product-compliance
Lightning Source LLC
Chambersburg PA
CBHW072011230526
45468CB00021B/1191